I0704124

DIARIO DE UNA ENDO-PACÍFICA ASPIRANTE A EMPRENDEDORA

OLENA BECKETT

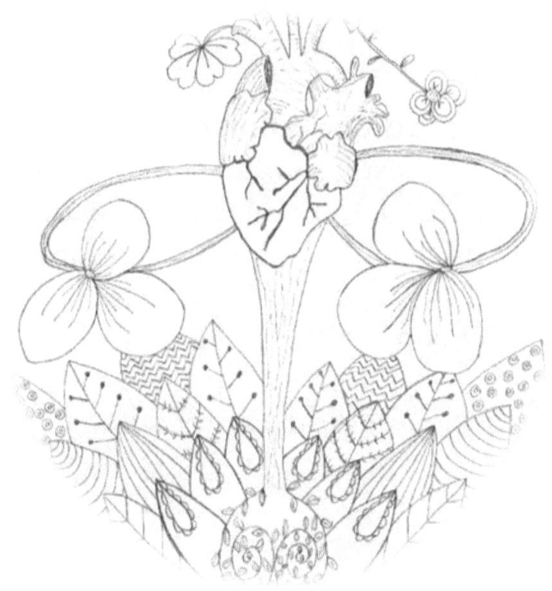

Título original: Diario de una Endo-Pacífica aspirante a emprendedora

Copyright © GBM. 2018
Madrid, España.
olenabeckett@gmail.com
Primera Edición junio 2018 ©
Texto e ilustración de portada Olena Beckett ©
Corrección y maquetación Vito Vázquez ©

***

A ti, por atreverte a leer un diario ajeno.

A él, por su amor incondicional.

A ellas, por amar sin condiciones.

A mi, por atreverme a enterrar el hacha.

Índice

ABRIENDO BOCA

Necesito contar una historia que te descoloque. Que te impacte emocionalmente y te transforme.

Tengo la necesidad de encontrar una voz propia, una luz en la penumbra, ese *algo* que me devuelva la vitalidad.

He de transmitir *eso* que haga que modifiques tu punto de vista.

Voy a crear una experiencia, una auténtica voz, creíble, que muestre una visión del mundo que te haga más capaz.

Vas a descubrir un sentimiento, abundancia, un movimiento que incita al cambio.

Para mí, la fortuna de estar viva es ir cumpliendo sueños y no quedarme con las ganas.

La libertad consiste en actuar, en pasar a la acción, en hacer, sin esperar a mañana, pero todo eso es muy fácil si la mente está en calma.

Cuando tomas conciencia de que has perdido el control total y absoluto de tu vida, sueños e intenciones, te encuentras entre dos aguas.

Seguir siendo un infeliz o sentarte a escribir el cuento que impacte vidas.

Los profesionales dicen que el texto que se narra es para otros, que es una experiencia para el lector y no para sí mismo.

Yo escribo para mi otro yo, y eso no sé si cuenta como lector.

Escribo para leer en alto lo que experimento, escribo para descubrir el sentido, por necesidad escribo, para calmar la mente y desbancar al miedo.

Mi espíritu va por libre y hace tiempo se independizó, a veces vuelve a verme, pero ya nunca se queda, no hasta que no cuente la historia que me transformó.

No soy una mujer de provecho, pues nunca seguí el camino impuesto por la sociedad, pero sí estoy maltrecha por no escuchar mi percha.

No fui a la universidad, no tengo un empleo seguro, tampoco intención de casarme y, menos, engendrar hijos.

Deseo viajar por el mundo y prejubilarme hoy mismo para dedicar tiempo a lo que verdaderamente amo.

Para mí, lo normal no es trabajar 40 horas a la semana a cambio de un número en la cuenta del banco a primeros de mes, y tampoco pedir permiso para librar 20 días al año.

Sacrificio lo llaman, y como es lo *normal*, se interioriza como correcto.

¿Tú vives así?

¿Qué ocurriría si cada ser humano tomase la determinación consciente de crear su propio estilo de vida?

Una vida feliz, libre y plena,

¿cómo sería?

Los expertos dicen que es posible, que ya hay muchas personas que son felices, con su vida, con su entorno y con todo lo que les rodea.

¿Tú te ves capaz?

¿Te sientes capacitado para ser feliz y vivir como siempre has soñado?

También dicen que no hace falta ser Einstein para lograrlo, es un gran alivio, solo hay que estar dispuesto a sumergirse en el maravilloso mundo del autoconocimiento y la literatura.

Abrirte en canal y experimentar.

¿Listo?

DESPERTANDO ILUSIONES

Breve test para saber si vives en piloto automático.

¿Cuáles son tus valores?

¿Quién eres?

¿Qué amas?

Si tienes poca o nula idea de lo que te acabo de preguntar, bienvenido. Y si lo sientes todo muy claro, enhorabuena.

- Cheshire, podrías decirme, por favor, ¿qué camino debo seguir para salir de aquí? - Eso depende, en gran parte, del sitio al que quieras llegar —dijo el Gato. - No me importa mucho el sitio... —continuó Alicia. - Entonces tampoco importa mucho el camino que tomes -respondió el Gato. - ... siempre que llegue a alguna parte — añadió Alicia como explicación. - ¡Oh, siempre

¿Prefieres planear vacaciones o futuro?

¿Cuáles son tus prioridades?

Resulta que, para poder experimentar tu sueño, primero, has de decidir y escudriñar milimétricamente cómo es el amor hacia ese deseo.

Si no, otros lo harán por ti.

Mi sueño es escribir y pintar, también vivir frente al mar, viajar por el mundo, bailar, tocar el ukelele y reír.

Deseo reír, de verdad, desde las tripas, de corazón y encontrar armonía entre lo que me hace feliz y me limita.

Y, ¿sabes qué?

Estoy en racha, porque soy yo misma.

Yo soy feliz, y yo me limito.

Las posibilidades que la vida genera son infinitas, pero hay que elegir.

A día de hoy me visualizo viajando en una furgo, porque no quiero dejar a mi perra y mi gato.

Apegos.

Si mañana sigo aquí y ellos no, puede que la ilusión de la furgo cambie.

¿Viajar por el globo o estar cerca de familia y amigos?

Parece una tontería, pero hay quién no se iría sin fecha de regreso.

Sí, hay que renunciar a cosas y personas, pero ¿estás seguro de a qué?

La balanza está en el corazón.

Las personas cambian por sí solas y no porque otros se lo pidan. Sentir que no encajas en la vida que llevas es de lo más demoledor y, a su vez, de lo más enriquecedor.

Ni amigos, ni pareja, ni familia, perciben la existencia como tú la ves y eso, frustra, hace daño y genera duda.

El hecho de no lograr que otros sientan como tú, es la metáfora de la supervivencia. Cada cual es como es. Maravilloso y retador.

Dicen: sé el cambio que quieras ver en el mundo.

¿Qué es lo que deseas?

¿Qué amas a ciegas, sin peros, ni excusas?

Si has de ser ese cambio…

¿Has de encontrar nuevos amigos con ilusiones parecidas?

¿Has de crear ese empleo que se ajuste al corazón?

¿Has de armonizar lo que sientes, dices y haces?

Has de dejar de buscar aprobación…

¿Qué deseas hacer el resto de tu vida?

¿Sumar experiencias o acumular listas de sueños por cumplir?

También dicen que la edad no importa, pero nadie habla de salud.

Entiendo que las personas felices no enferman y si lo hacen, sanan antes que quien no se atreve a actuar.

¿Cómo deseas que sean tus recuerdos?

No es una pregunta fácil o sí, según quien responda.

No juzgues la respuesta, mejor observa qué te genera.

He pasado por tantas crisis existenciales, que ni yo misma me tomaba en serio. Estar perdida y sin rumbo podría ser un nuevo diagnóstico, pero estar perdida, sin rumbo y enferma, es el diagnóstico.

DESTERRANDO ETIQUETAS

Hace unos años, una enfermedad ~~banal~~, de la cual no se conoce cura, desvalijó mi vida.

La endometriosis.

Dicha etiqueta me ha hecho añicos cientos de veces, pero a base de prueba y error, consigo sacarle punta y lidiar, a días, con la mejor de mis sonrisas.

A base de práctica para no caer en una depresión de caballo. Trabajo a diario para crear mi vida ideal. La que hoy me *permito* llevar.

Los *coach* dicen que antes de lograr lo que amas hay que deshacerse de todo lo que te ata.

Entonces,

¿cómo me deshago de la endometriosis?

¿Qué hago para que no afecte a mi calidad de vida física, mental, social, profesional, personal y emocional?

Hasta que no suelte lastre, no podré volar, y de ahí este experimento.

Un ensayo para el lector, sobre ella, sobre ti, sobre mí y sobre mi otro yo.

Una historia real, loca y que descoloca por necesidad de comunicación emocional.

Una narración para ponerse las pilas, que transforme y haga alzar la voz de la autenticidad.

Del ser uno mismo, sin importar qué dirán o cómo se lo tomarán.

Las creencias limitantes son el primer enemigo, peligrosas, despiadadas y muy poco acertadas.

Aprender a identificarlas libera peso de la mochila, porque, que tú lo creas, no significa que sea cierto.

Tu creencia puede no ser real.

Es solo una creencia.

¿Qué crees que es verdad acerca de ti mismo?

¿Cuáles son tus creencias acerca de tu cuerpo?

¿Cuáles son tus creencias acerca del dinero?

¿Qué crees que es verdad acerca de la endometriosis?

¿Qué sabes de ella?

Primero escribe las creencias limitantes y luego anota las emociones opuestas a las creencias.

Las creencias provocan emociones, y estas, a su vez, acciones que se traducen en resultados.

Creencia limitante:

Yo creo a pies juntillas que la *endo* te destruye la vida en todas sus vertientes.

Emoción opuesta:

Gracias a la *endo,* dispongo de más tiempo para escribir y pintar.

Elimina de tu círculo vital las ideas que estén en conflicto con tus intereses.

Crea tus propias afirmaciones positivas dando la vuelta a tus etiquetas limitadoras de acción y, por favor, sé honesto.

¿Qué creencias hay, ahora mismo, que son incompatibles con el estilo de vida que deseas?

¿Qué afirmaciones son más útiles para acercarte a tu meta?

¿Hay miedo?

Hazlo con miedo.

¿Te suena?

Si el miedo está presente, es porque estás vivo.

Fracasar es aprender, y aprender siempre es una bendición.

¿Inseguridades?

Unas cuantas, pero quizás ya sea hora de tomar las riendas y sacudir las alas.

Actuar sí o sí, con o sin miedo. Es la opción.

Los expertos dicen que lo que nos rodea provoca un profundo impacto en cómo piensas, cómo actúas y dónde vives. Por ello, es vital elegir bien con quién, en qué y a qué dedicas tu tiempo.

Esto suele no gustar.

El afán de otros por quitarte de la cabeza según qué temas, será contrario a tus ganas de dar explicaciones innecesarias.

Hace tiempo creía que tenía el superpoder de agradar a todo el mundo, antes que a mí.

A todo el mundo, menos a mí.

Con la endometriosis aprendí lo contrario.

Hacer feliz a los demás sin serlo tú es egoísta. Sin embargo, hacer feliz a otros estando feliz tú también, te eleva a otro nivel.

Busca un círculo social que respete tus ideas y suelta cabos.

DEDÍCATE TIEMPO

La falta de tiempo es la excusa preferida de muchos.

La mía también lo fue.

Encontrar la hora perfecta para organizar tu hoja de ruta es arduo, tedioso y complejo.

El siguiente peor obstáculo, después de las creencias limitantes, es el maravilloso tiempo.

24 horas

¿Cómo las utilizas?

0 horas de televisión,

1 hora de ejercicio,

2 minutos de abrazo,

3 respiraciones conscientes,

4 minutos de gratitud,

5 comidas ligeras,

6 am despertar,

7 minutos de meditación,

8 horas de sueño,

9 minutos de risa,

10 pm a dormir…

Prioridades.

Lo que estás dispuesto a hacer cada día, es el reflejo de cuánto deseas lo que dices amar.

Esto es fácil escribirlo, pero la realidad, a veces, se distorsiona.

Mantenerse ecuánime ante las adversidades que se plantean, requiere de cierta práctica consciente, constante y disciplinada.

Y, siendo franca, cuando el dolor crónico te atiza y se apodera de tu ser, la ecuanimidad se reinventa en un *"me la pela todo"* y se aleja en demasía de la productividad, la fuerza de voluntad y la dedicación.

La deriva se convierte en tu mejor aliado y todo se torna de un color rojo agresivo y poco amoroso, para después transformarse en llanto desconsolado y una autoestima nada optimizada para los buscadores de la alegría.

"Para conseguir lo que solo un 1% de la gente consigue, tienes que estar dispuesto a hacer lo que solo un 1% de la gente se atreve a hacer" — *MANOJ ARORA*

Ten fe,

me repito a diario para no enloquecer.

Soy capaz,

me repito a diario para no descarrilar.

Y, aun así, hay días que solo deseo dormir, incluso con pesadillas, solo me atrevo a dormir.

Despertar para ver, sentir y experimentar situaciones que no agradan, es echar más leña al fuego de la infelicidad.

Poner el foco en todo lo que sí aporta, es una carrera de fondo.

Por eso no tiro la toalla y tú tampoco lo hagas porque, ¿y si de tanto rezar, visualizar, meditar y crear, al final se convierte en realidad…?

A pesar de ir nadando por un río de mierda con la boca abierta, todo, absolutamente TODO, merecerá la alegría.

EL UNIVERSO ME AMPARA

Dinero ven a mí.

El dinero.

Ese gran invento que impulsa y limita como nadie.

Yo no busco un trabajo que me de dinero para ir al fisioterapeuta, acupuntor y a médicos varios para que mejoren mi calidad de vida y hacer lo que amo.

Busco crear un negocio que financie mi estilo de vida ideal y eso incluye las visitas al fisio, acupuntor, etc.

Que ayuden a mejorar mi calidad de vida y, poder así, viajar sin una bolsa llena de pastillas para el dolor.

Y, también, escribir y pintar cuando el cuerpo me permite estar serena.

No busco un trabajo que me haga feliz a medias, busco ser feliz a tiempo completo.

Ser rica que no es lo mismo que millonaria y estar sana no es lo mismo que ser curada.

Por eso es recomendable que empieces a definir qué amas.

Y una vez lo encuentres, crees una fuente de ingresos que financie esa idea, esa creencia, ese sueño específico, medible, alcanzable, realista y temporal.

Y sí, has de crearlo tú, porque nadie mejor que tú conoce y sabe a ciencia cierta cómo es tu día ideal.

El empleo convencional no está diseñado para todos, al igual que este libro no está escrito para todos.

Los culos inquietos y las mentes creativas han de generar capital por sí solos. Han de hacer que el dinero trabaje para ellos y no al revés.

Soy hija de un padre autónomo que toda su vida ha dependido de otros. Si trabaja gana, si no trabaja pierde y, muchas veces, aun trabajando de más, sigue perdiendo.

Por supuesto, busqué una empresa segura que me ingresara una nómina a final de mes, pero aquello no cuajó, no me convencía. No vibraba en sintonía.

Tenía en casa lo que no quería ser, pero tampoco quería trabajar para otros.

Por ello, estudié e investigué sobre educación financiera, eso que no enseñan en la escuela.

No es sencillo, ni agradable, reconocer y aceptar la infelicidad que produce no encontrar tu lugar, pero no te fustigues.

Si yo le di la vuelta a la tortilla y ahora me recreo en instantes de felicidad, tú también eres capaz.

Si deseas una vida a medida, créala.

No esperes a la iluminación, ni a la aceptación de otros, haz que sea posible para ti. Tú eres lo único que importa, tus valores y prioridades.

Céntrate en ti y no permitas que te manipule el miedo, no te dejes influenciar por los que no desean cambiar.

Cambiar es sano, natural y maravilloso.

Yo siempre quise escribir y pintar y quien me conoce de verdad, lo sabe, pero no me atrevía a decirlo alto y claro.

Gracias al dolor crónico producido por la endometriosis, hoy soy capaz de escribir y hablar de ello sin sentir vergüenza, culpabilidad y sin echarme a llorar.

Sí, aún me emociono y quedan sentimientos de impotencia, ansiedad, rabia y dolor, pero esas emociones las transmuto en potencia, respiraciones conscientes, calma y bienestar crónico.

Ahora mantengo que este cuento se convierte en realidad, en eso con lo que siempre soñé y nunca me atreví a crear.

Hoy mi corazón está en calma, porque, por fin, le presté atención.

Antes me daba reparo, me resultaba ridículo y me parecía un sueño de niñata que no tenía los pies en la tierra.

Hoy sé que nada de eso es real, que no es verdad, que no es un cuento.

Y sí, sé de la existencia de muchas personas que viven de ello y yo, con la misma misión por bandera, soy capaz de faenar en ello hasta el día que cambie de idea.

Esto, crear, es eso que hago, aunque no me paguen. Es lo que nace de forma natural, en mí, desde el día en que nací y cogí un lápiz.

Mi vía de escape, mi salvavidas, mi método de comunicación universal con el mundo que hoy me rodea.

Es el modo en el que soy real, y como la verdadera belleza es una actitud, soy increíblemente preciosa cuando soy auténtica.

Al igual que tú.

SAN ITERNET

Internet.

Esa bestia divina que nació para unir corazones y ofrecer ventajas que no ofrece el mundo offline. Es la herramienta idónea para financiar tu vida ideal.

Los negocios por internet están a la orden del día y raro es que no conozcas ya (virtual o personal) a alguien que viva en abundancia gracias a ello.

No es un mito, ni una lotería, es cuestión de mucho curro y claridad metal.

Tener las ideas claras facilita el camino, pero también confiar en uno mismo.

¿Cómo vas de autoestima?

Yo misma abrí mi primer blog en 2009, pero jamás fui constante.

¿Por qué?

¿No era eso lo que quería?

La plataforma perfecta para escribir y publicar, casi sin filtrar.

Sí y no, deseaba escribir, soñaba con publicar, pero no estaba preparada para un compromiso, de por vida, conmigo misma.

Deseché el sueño de mi vida por mi falta de autoestima, exceso de auto-crítica, auto-exigencia y cero compromiso y compasión.

Dejé pasar la oportunidad de convertirme en quien yo anhelaba por miedo a ser descubierta.

No me arrepiento, no había ambición, no sabía ni lo que era, pero cerciorarme de que cuando cerré el blog y dejé de escribir (por compromiso) lo eché de menos y ayudó a mi subconsciente a coger fuerzas.

Hoy, desde aquí, muchos años después, te recomiendo que escribas. Un blog, un libro, un diario, lo que te de la real gana, pero hazlo, en serio.

Ni te imaginas lo liberador que es y la cantidad de personas que se ven reflejadas en tus palabras, pero no lo hagas por ellos, no lo hagas como dictan los que saben.

Hazlo por ti, para ti y experimenta esa complicidad que se genera, cuando la tinta fluye por el papel, solo, bajo tu atenta mirada.

Sin juicios, sin preámbulos, con tachones y mucha magia.

FALSA AMBICIÓN

El ser humano es cómodo por naturaleza y la razón por la que la mayoría no está dispuesto a arriesgar es su falta de compromiso para consigo mismo.

El desconocimiento y la incredulidad.

El dicho ese de "mejor lo bueno conocido que lo malo por conocer" es horrible, a la par que limitante.

Tampoco creo que haya que sacrificarse por amor, solo hay que ser, estar y hacer desde el amor, con amor y compasión.

Que no es lo mismo que con pasión.

Suspirar por otra vida y no arriesgar es falsa ambición.

El compromiso es vital para hacer realidad tus sueños. Hacer y dejar de hacer lo que haga falta para experimentar tu meta.

Así es como se logran los objetivos.

Aplicándote y saliendo de tu zona de confort. Ocupándote de los miedos y reinventándolos, por supuesto.

Respeta que no siempre gusten, a todos, tus decisiones y cambios.

No es un camino de rosas, tampoco de espinas y nadie te asegura el éxito, pero créeme si te digo que sí te garantizas un aprendizaje.

Hice tantos cursos para encontrar luz y amor ahí fuera, que olvidé la propia luz y el propio amor interno.

Este libro es para recordarme el sentido de la vida.

Para eternos aprendices que, sin ser conscientes, iluminan las calles de su ciudad y páginas de internet con su sola presencia.

Los humanos que, con amor, ayudan a otras personas a encontrar su propia luz y regresar a su Ser.

El maestro llega cuando el alumno está preparado.

El que tú estés aquí no es casualidad, tal vez, lo que experimentes con estas páginas lo utilices para armonizar el viaje.

Tuyo o de quien desee escucharte.

Enseñar lo que aprendo y experimento es el único modo de integrar lo que siento.

Una vida marcada de luz y oscuridad que empaña y desempaña la acción de amar.

Amar en todas sus formas, amar incondicionalmente, amar sin reproches, ni excusas.

Solo amar.

"Un maestro del amor es todo aquel que decide serlo. Sus atributos consisten únicamente en esto: de alguna manera y en algún lugar, ha elegido deliberadamente no ver sus propios intereses como algo aparte de los intereses de los demás. Una vez que ha hecho esto, su camino ha quedado establecido y su dirección es segura. Una luz ha entrado en las tinieblas. Tal vez sea una sola luz, pero con una basta." - El Curso de Milagros.

Alinear la misión con el propósito de vida es la meta en este instante. No es brujería es organización.

Establecer conexiones con la intuición es vital, y cerciorarte de crear es la clave para cumplir objetivos.

Nunca hubo tanta claridad, no mientras el sufrimiento controlaba los actos.

Más que dejar ir, es aceptar que cada cual con su vida hace lo que le fluye, lo que le vibra, lo que le place y lo que integra como correcto.

Juzgar a otros no sirve de nada, ni si quiera juzgarse así mismo por decisiones pasadas.

Esta vida son instantes de ahora y eso es lo único que importa.

Desplegar las alas y avanzar.

LOS PILARES DE TU INFLUENCIA

Tu marca.

Eso que te identifica.

Es ese mensaje que deseas compartir y que, además, te hacer ser, estar y actuar mejor.

Mi marca fue el diagnóstico.

La endometriosis.

Eso que puso mi vida patas arriba, eso que me producía tanto rechazo y, hoy, agradezco su aparición y me perdono por tanto daño.

Esa es la influencia que me hace actuar, romper el silencio y valorar mi maravillosa vida actual, aunque la desee cambiar para mejorar.

Fue quien me atizó tan fuerte como para perderme y volver a encontrarme. Quién me deja en coma profundo cuando se presenta sin avisar.

Es la causa de no reconocer en el espejo lo que veo, pero juzgar lo mal que me hace sentir es inútil, por ello concibo soluciones.

Sanar desde adentro para poder fluir con el estado actual.

Así fue como dejé de ser una endoguerrera, para convertirme en una endo-pacífica y vivir crónicamente en paz interior.

No llegues al extremo para decidir cambiar lo que no gusta.

Más bien hace falta valor para experimentar lo que dejas atrás y mucho compromiso para atreverse a actuar.

La estructura de tu negocio eres tú mismo.

Si tú no te encuentras bien, es más difícil que la energía vaya a tu favor. Sentirás ir contra corriente, sin rumbo fijo, ni dirección o, por el contrario, te dejarás llevar por la corriente para convertirte en una marioneta.

Un negocio exitoso no se crea por arte de magia, una persona, tampoco.

Has de fundar una estructura sólida para no derrumbarte. Unos pilares fuertes que te impulsen a comunicar el mensaje con confianza y claridad.

De verdad, tú eres tu mejor negocio y en tu mano está: amarte y alumbrar o hundirte y dejarlo estar.

Tú eres el cliente ideal.

El que busca tus productos o servicios, el que mejor se conoce, con quien te identificas.

Si no es así empieza a trabajar en ello, porque hasta que tú no seas tu mejor aliado, la energía no fluirá y las soluciones tampoco.

Sí, estar bien con uno mismo, es vital para estar bien con todo lo que te rodea, con lo cual, empieza primero por ti y, después, abre miras.

¿Qué buscas?

¿Qué lenguaje usas?

¿Cuáles son tus creencias?

¿Cuáles son tus valores?

¿Qué deseas aportar?

¿Cuál es tu mensaje?

¿Cómo vas a armonizar el viaje?

Quien se enamore de ti, se enamora del pack completo, no desea que cambies porque sí, te apoya y respeta tu evolución.

Todos vivimos en el mismo universo, pero no hay dos vidas iguales.

Las posibilidades son infinitas y, eso, es
fascinante.

DONDE OCURREN LOS MILAGROS

Enamórate de ti.

De cada célula de tu cuerpo, de cada pelo mal puesto, de los kilos, de tus manos y si hay algo que no te convence haz porque lo haga.

Es importante que seas auténtico y actúes acorde con tu voz interior.

¿Reflejas lo que amas?

Si sientes que solo no eres capaz, busca ayuda.

Pedir ayuda es una idea brillante para encauzar tu objetivo.

¿Cuál es tu prioridad?

Examinar la visión que percibes de ti mismo es un excelente comienzo.

Vender la moto de algo que no eres pasa factura. Te lo aseguro.

Es importante que te prestes atención y manifiestes conscientemente tu deseo.

Construirte a ti mismo es un regalo divino. Es el negocio de éxito vital que cambiará tu existencia para siempre.

Lo que tú ofreces al universo es el recuerdo que generas. Construye recuerdos que provoquen sonrisas y serás el primero en reír.

Saber qué te aporta y qué te quita energía es clave.

Aprender a encontrar soluciones en vez de problemas libera carga, y percibir las limitaciones o excusas ayuda a tomar conciencia.

¿Conoces la Ley de la Atracción?

Quizás creas en ella o quizás no, suena demasiado bien para ser real, pero, la verdad, es que sí funciona. Solo que para ver los resultados hay que entender cómo usarla y aplicarla correctamente.

¿Escuchaste alguna vez hablar sobre el mapa de visualización?

Es una herramienta útil y poderosa que ayuda a vaciar y a aclarar la mente.

Hacer un mapa con todo lo que deseas y observarlo diariamente, ayuda a interiorizar ese amor que vibra en ti.

¿Por qué funcionan tan bien los mapas de visualización?

Porque son una representación tangible y visual de lo que deseas, es tu futuro.

Pero no solo con pedir, escribir o montar un *collage* vas a hacer tu sueño realidad, eso no es suficiente. Interiorizar, alinear y creerlo posible es lo que lo convierte en realidad.

La fe.

La fe que proyectes en ese mapa es lo que hará que tu corazón emane eso que realmente deseas atraer.

Si desde el amor pides lo que deseas, con todo el corazón, esa vibración y energía serán lo que atraigan tu felicidad incondicional.

Si en esa petición hay miedo, hallarás aprendizaje.

Meditar es importante para lograr aceptación, éxito y plenitud, además, ejercitas la paciencia y la estabilidad emocional.

Manifiesta tu vida ahora y si lo ves todo difícil y borroso, pregúntate:

¿Para qué sucede?

Y no, ¿por qué?

Crea el mapa de visualización en cualquier momento y utilízalo como mejor te convenga. Es una herramienta inventada por otro y engendrada a tu gusto.

Coloca tus metas, sueños, deseos, palabras que te inspiren, lugares que desees visitar, *cosas* que ames. Pon ahí, todo lo que desees conseguir y especifica.

Sé claro, conciso y directo.

Uno por uno.

Focaliza en el mapa una única meta, un solo propósito y cuando este sea real, ve por otro. Concreta tu objetivo. Ya sabes, escudríñalo milimétricamente.

Y, para mí, lo más importante, es preguntarse siempre:

¿cómo te sientes?

¿Cómo estás en esa relación, en ese trabajo, en ese viaje, en esa casa, con esos hijos, con esos animales, con ese coche, con todo ese dinero?

¿Cómo es vivir en abundancia?

¿Cómo es estar sano?

¿Qué sientes al ser feliz?

Este ejercicio es personal, pero prueba a hacerlo acompañado, aunque recuerda que eres tú quien decide qué poner en tu mapa de vida.

Tú decides qué deseas que ocurra en ella.

¿Cómo armar tu mapa?

Personalmente, soy de la antigua usanza, pero si eres un experto en tecnología no seré yo quién te quite la idea que crear un mapa a tope de Photoshop, Illustrator y todas esas virguerías.

Mis materiales favoritos son:

Revistas, panfletos, tickets y periódicos para recortar, cuanta más variedad mejor. Papel, cartulinas y colores para dibujar y escribir tú mismo. Tijeras, goma, sacapuntas, chinchetas, celo, pegamento, todo es bienvenido.

Hasta bolsas de papel.

Amo reciclar bolsas para dibujar mandalas encima de ellas.

No busques perfección, haz que sea útil.

Y si usas música, velas, vino, aceites o incienso para meterte más en el papel, perfecto y si no, será igual de perfecto porque lo habrás diseñado tú.

Si decides hacer una *fiesta de pijamas* para crear el mapa, también será divertido, te ayudará a ver otros puntos de vista y a echaros unas risas generando vínculos y recuerdos imborrables e impagables.

Eso sí, tómalo con calma.

Este no es un ejercicio para hacer con prisas. Saca tiempo para organizar el material y saber, con sinceridad y sensatez qué amas y qué vas a colocar en él.

Pon cosas que te inspiren y te hagan vibrar, que te saquen sonrisas con solo mirarlo y, además, siéntete orgulloso de ello.

Es tu vida, ¿cómo no vas a estar orgulloso de tu creación divina?

Dedícale tiempo y recoloca las imágenes hasta que sientas que bailen por sí solas.

Haz que ese espacio-mapa fluya con las circunstancias.

¿Cómo utilizar el mapa?

1. Ponlo en un lugar visible. Dan igual las visitas, es tu obra de arte y es tu preferida.

2. Al despertar, ve, observa y absorbe las imágenes y frases que colocaste.

Siente lo que te transmite, imprégnate de todo lo que sale en ese mapa y siéntelo en tu corazón, en tu cuerpo físico y en tu alma.

Llénate de esa energía de abundancia que tú mismo creaste.

Y, por favor, bloquea los pensamientos negativos que aparezcan en tu cabeza. Céntrate en cómo estarías si existiera lo que amas.

3. Medita 5-10 minutos después de observar el mapa.

No pienses en él, solo cierra tus ojos y presta atención a tu respiración.

¿Cómo te sientes?

4. Hora de irse a dormir y qué mejor momento para volver a contemplar tu amada obra de arte y meditar para, de nuevo, prestarte atención.

Dicen que: Los pensamientos e imágenes que están presentes en tu mente durante los últimos cuarenta y cinco minutos antes de dormir son los que van a aparecer y reaparecer en tu inconsciente mientras duermes.

TRABAJA LA CONFIANZA

Este capítulo puede sonar muy místico, misterioso o de relleno, pero en realidad, es de los más importantes.

Tu trabajo no es averiguar cómo el universo va a conseguir lo que amas. Él escucha y te respalda y tú te alineas y actúas en base a esa confianza.

No permitas que las creencias limitantes como "no puedo" o "eso es imposible" o "no tengo tiempo" o "no tengo dinero" penetren en tu campo de visualización.

Tampoco subestimes el poder del universo y la comunicación.

La energía va más allá de lo que llegas a imaginar.

La espiritualidad no es una creencia es una experiencia, por ello, pon el foco de atención en ser, estar y hacer bien.

Pide, agradece y haz desde el amor.

Tu labor es amar, confiar y experimentar sin esperar. No te generes expectativas, porque de seguro te sorprenderás.

Cuando los sueños empiezan a manifestarse, mira el tablón que representa todo lo que lograste y da gracias.

Siente gratitud, en tu corazón, por el modo en que están sucediendo las cosas y cómo está funcionando la Ley de la Atracción.

Vuelve a dar gracias por ello, sigue confiando y experimentando.

No es necesario que elimines las imágenes de lo que ya conseguiste, son el recordatorio de lo que ya has atraído conscientemente a tu vida.

Saber la fecha en que creaste el mapa ayuda a reconocer tu evolución y saber qué hay que planificar más para la próxima vez.

Es como un diario visual, las obras de tu vida, a lo grande, bonito y repleto de buenos recuerdos.

¿Imaginas tu propia exposición de Mapas de Vida?

Hace años acudí a contemplar algo similar. Un mural enorme con pedazos de la vida del artista. Fue impactante y emocionante.

Si tú creces y evolucionas, los sueños y tus mapas también lo harán.

¿Por qué has de confiar en *algo* que crees que no existe?

La meditación ayuda a que confíes en tu fuerza interior, en eso que no se ve, pero se siente y es indescriptible.

La meditación es el paso clave para lograr lo que realmente amas.

Es ese espacio en el que conectas con el silencio y el infinito Universo, con Dios o el Amor. Ahí, es cuando la magia se convierte en real. En tu realidad.

Meditar ayuda a abrir el espacio para que aquello que realmente amas, se manifieste.

Estar en calma durante 5-10 minutos al día, mañana y noche, beneficia en todos los ámbitos.

Empieza, solo, por prestar atención a la respiración o si lo prefieres medita con mantras, encuentra el que conecte con tu ser y escúchalo a diario.

Nada de lo aquí descrito es brujería, ni mucho menos, son técnicas milenarias usadas para alimentar el alma, conectar con tu esencia y generar amor incondicional a raudales.

Elige conscientemente la herramienta con la que vas a trabajar la confianza. Esa que saca lo mejor de ti y te impulsa hacia la mejor versión de ti mismo.

No es cuestión de religiones, pero sí de fe.

TROPEZAR PARA RENACER

Establecer un plan de acción para llevarlo a cabo y cumplir la meta es la ilusión de cualquier humano que se encuentre desorientado en la faz de la tierra.

Que otros dicten los pasos para que te comprometas contigo mismo, no siempre es útil.

Llevarte de la mano hacia ese viaje soñado puede ser enriquecedor a la vez que destructivo. Todo varía según la actitud con la que tomes esa mano.

No saber empezar, ni cómo organizar, hace que las inseguridades afloren.

Yo no prometo que sea fácil, pero tampoco que sea lo más complicado. Yo solo sé que para lograr algo, por minúsculo que sea, hay que arriesgar sí o sí.

Dicen que dentro de uno mismo están todas las respuestas a las preguntas que te estás haciendo, se lee fácil, pero en la práctica la historia se entre mezcla.

Lo que muestro en este libro es lo que yo he aprendido a base de tropiezos.

Tal vez, a ti, sí te funcione.

No soy *coach*, ni psicóloga, pero si algo me queda muy claro es que no existe mejor aprendizaje que la experiencia propia.

Voy a volver a formularte preguntas que, si de verdad deseas avanzar, has de contestar.

¿Qué amas?

¿Cómo lo amas?

¿Qué es lo que vas a hacer o dejar de hacer para lograrlo?

¿Cómo y cuándo lo vas a conseguir?

Ponte una fecha límite, 30 días, 60, un año, pero ponte las pilas y, a ser posible, empieza ya, desde hoy, ahora es un buen momento.

Define con pelos y señales qué amas.

¿Cuál es tu objetivo?

¿Qué te aportaría tranquilidad?

Las metas son tu fuente de energía, es lo que te va a guiar hacia lo que deseas.

Concreta ese sueño y describe cada detalle.

Supongamos que deseas viajar.

¿Para qué viajar?

¿Cuál es el motivo impulsor de esa decisión clave?

¿Placer o huir?

¿Experimentar o descansar?

¿Cómo sabes que lo que realmente amas es viajar?

¿Qué sientes al pensar en ello?

¿Conoces a alguien que ya haya logrado algo similar?

¿Qué te genera esa persona?

¿Envidia, celos, amor, motivación?

¿Te sientes capaz de alcanzarlo?

¿E incluso mejorarlo?

¿De quién o de qué depende que tú viajes?

¿Para cuándo deseas viajar?

¿Cuándo vas a empezar a organizarlo?

¿Cómo lo vas a organizar?

¿Renunciarás a algo o a alguien para irte a viajar?

¿Qué ganas yéndote de viaje?

¿Qué proporciona a tu vida viajar?

¿Cómo te vas a sentir mientras estés viajando?

Visualiza e imagina que ya estás de viaje.

¿Qué ves?

¿Cómo estás?

Dibújate, escríbelo, represéntalo como mejor te nazca, pero hazlo, actúa, esa es la única decisión.

HOY ES AHORA

Expresa en qué circunstancias te encuentras hoy, ahora, con respecto a tu meta.

¿Ya fijaste la fecha límite?

¿Ya representaste cómo te amas?

¿Qué has hecho, hasta ahora mismo, para acercarte a tu objetivo?

Si crees que no conoces a nadie, cercano o de confianza, que haya logrado lo que tú deseas, San Internet está plagado de personas reales que sí lo han hecho.

¿Cómo?

Investiga, pregunta, cuestiona, lee, vuelve a cuestionar, infórmate, verifica lo que encuentres y cerciórate de lo que averigües.

Quítate la vergüenza del qué dirán o qué pensarán. Todos empezamos igual.

Las dificultades son parte del camino.

¿Qué te impide avanzar?

¿A qué le tienes miedo?

Durante años, creí a ciegas que solo la gente con suerte vive de lo que ama, hoy sé que, las personas persistentes, perseverantes, comprometidas, incansables y con mucha fuerza de voluntad son las ricas de amor.

Hace años, subirme a un escenario a bailar, era lo que más feliz me hacía.

Era una niña.

Hoy, lo que más pavor me da, es exponerme delante de una cámara a enseñar todo lo que aprendo y amo.

¿Realmente, ese miedo es mío o me lo impusieron inconsciente o conscientemente con creencias limitantes?

Esos miedos paralizantes que remueven tripas y agitan la autoestima son crucigramas, sudokus o aprendizajes por resolver.

En ocasiones, la sociedad o las personas de tu alrededor, te transmiten sus miedos y tú, inconscientemente, los interiorizas como propios, pero pregúntate:

¿De quién es ese miedo?

¿Qué pruebas hay de que sea cierto?

¿Qué ganas con esa inseguridad?

¿Y si pensaras de otro modo?

¿Qué le dirías tú a otra persona para que supere tu miedo?

¿Cómo ayudarías a más gente?

¿Qué harías con tal de hacer desaparecer esa limitación?

Ponte en el punto de vista del observador, de tu otro yo y habla, como si lo hicieras con tu mejor amigo.

Hablar solo no es malo en absoluto, aclara ideas y ayuda a identificar patrones. Acciona el botón de alarma para superar perezas cotidianas.

Volviendo a hoy es ahora.

¿Con qué recursos cuentas ya que te aproximen a la luz?

¿Qué más necesitas?

¿Has hecho una lista?

¿Vas a buscar ayuda?

¿Vas a permitir que otros te ayuden?

¿Has definido, muy bien, cuál es tu
motivación actual para salir de la cama
dando un salto mortal?

Mi recomendación personal es:

Haz lo que sepas, con lo que haya y donde
estés.

PLAN Z

Siempre es bueno un AS bajo la manga.

Crear varios planes, hacer una lista de
opciones.

Generar varias fuentes de ingresos.

Distintos puntos de vista.

Da igual lo descabelladas que sean las
ideas, la cuestión es que haya donde elegir,
porque los famosos "y si…"

Paralizan, pero también son salvavidas, ya
sabes, todo depende del ojo del que mira.

Las tormentas de ideas van bien, aunque se
supone que hay que hacerlas en grupo, yo
lo practico conmigo misma y también
funciona.

En serio, esta herramienta creada en el año 1941, sirve para mucho más que para grupos de expertos, creativos, artistas, etc.

Así que, ponte a pensar en qué vas a hacer con lo que ya sabes, por ejemplo: crea conocimiento y véndelo.

Escribe todos los medios que se te ocurran para vender ese conocimiento que has creado y no te conformes con dos o tres, la lista, cuanto más larga mejor.

Después, analiza las opciones y elige cuál es la mejor para ti. Tal vez, solo haya una o, quizás, no solo sea una y combines varias. Escríbelo todo.

Ha comenzado tu plan de acción.

En este punto, vas a escribir y describir, con lápiz y papel, las acciones que te acercarán al objetivo.

Una recomendación es que el objetivo lo dividas en cuatro partes y escribas y describas:

Diario.

Semanal.

Mensual.

Máximo.

¿Qué vas a hacer?

Cada día, cada semana, cada mes… antes de la fecha máxima para familiarizarte con la meta.

Narra cómo va a ser tu aventura.

¿Con qué presupuesto cuentas?

¿Dónde buscarás la información para organizarte?

¿Vas a necesitar más material?

¿Estás dispuesto a invertir y a apostar por ti mismo?

¿Cuándo exactamente vas a empezar a planificar?

¿Cuál es la fecha máxima?

Cuando dejé el trabajo que desempeñaba antes, por el dolor crónico, sentí dos emociones muy contrarias. Por un lado, paz y por otro, pánico.

Sentí seguridad, porque hice lo correcto para mi salud, pero por el otro lado, no quería, ni quiero, bajo ningún concepto, ser una "mujer florero" y menos, volver a las faldas de mamá y papá.

Decide.

¿Qué acción tomar?

EVALÚA TU COMPROMISO

Sin él, no llevarás a cabo los objetivos y, recuerda que, no es un compromiso externo, es una comunión contigo mismo. Es el reflejo del respeto que proyectas de ti hacía los demás.

Es tú momento.

Disfrútalo y haz que sea sostenible.

Haz como si ya fuera real. Esa sensación motiva, da fuerzas y genera esperanza.

¿Qué sientes al experimentar esa emoción?

Si es necesario, apúntalo en una hoja y llévala siempre contigo. Léelo siempre que te apetezca sonreír.

Valorar el nivel de compromiso es importante, pero más aún, puntuarse honestamente a uno mismo.

De 0 a 10.

¿Qué puntuación te das?

Si es menos de 8 identifica qué falta para estar al 100%, porque vas a necesitar estar al 200%.

¿Cómo de motivador es la meta para ti?

Escribe con papel y lápiz y vuelve a puntuarte del 0 al 10.

¿Estás feliz con el plan de acción?

¿Piensas en ello y sonríes?

¿Cuál es tu grado de satisfacción?

Lo creaste tú, ¿mola?

Si hay algo que no te convence, no dejes que te frene, pero, sí, averigua cómo solventarlo.

Es tu proyecto y si no estás cómodo con lo que has decidido no será sostenible.

Como ya te dije antes, hasta la fecha máxima de tu meta, haz acciones diarias, semanales y mensuales que te aproximen a la felicidad.

Esto ayuda a la mente y a tu autoestima, porque si no cumples la motivación irá en declive y la experiencia no será favorable.

Otra herramienta poderosa que ayuda a vaciar la cabeza, son los mapas mentales.

Planta tu idea en el centro y coloca alrededor todo aquello que vas hacer o que te ronda por la cabeza. Todo vale. Escribe, dibuja, garabatea, pon fotos…

La imaginación es libre, pero ten en cuenta que, aunque se parezca, no es lo mismo que el mapa de visualización.

Es tu mapa mental para lograr una meta concreta y escudriñada, pero como todo, úsalo como mejor te venga, a tu gusto y estilo.

¡Y que viva el libre albedrío!

Cada persona es un mundo, con lo que, cada plan de acción también.

Tal vez, te inspire investigar cómo lo hacen otras personas. Cada uno aporta lo que mejor le funciona y cada cual le da su toque personal.

Lo mejor es que, todos son válidos y correctos, porque todos están pensados, diseñados y creados para cumplir sueños.

Ten presente qué vas a aportar y cuánto lo deseas. No hay mayor motivación que saber qué significa, para ti, lograr lo que amas.

TEJE ALIANZAS

Cuando llegue el día en el que estés dispuesto a casarte contigo mismo, házselo saber al universo.

Y con ello me refiero a, compártelo a los cuatro vientos o experiméntalo en intimidad. Como siempre, tú decides, porque posees el don de la última palabra.

Haz un breve resumen de tu aventura hasta la fecha y comienza un nuevo viaje dispuesto a aflorar.

Cómo te ves a dos años vista.

Este es un ejercicio sincero, en el que nadie juzga, así que tampoco lo hagas tú.

Si hace 5 años me hubiese hecho esta pregunta, la respuesta hubiese sido bien distinta a la de hoy.

Hace cinco años deseaba formar una familia, casarme, tener hijos, viajar, vivir cerca del mar y poco más, pero cuando el 19 de marzo de 2015 quedó grabado a fuego en mi ser la palabra dolor y en 2016 me operaron, por primera vez, de endometriosis profunda.

El cambio, sin yo saberlo, ya se estaba tejiendo.

Hoy el planteamiento es muy diferente. Hoy vivo con dolor crónico, a causa de una enfermedad benigna sin cura conocida.

Hoy deseo fuerzas y habilidades para afrontar las adversidades, como despedirme de mi útero o aceptar vivir con medicación siempre.

Si hoy me pregunto cómo me veo en dos años, me veo feliz por haber trabajado para recuperar calidad de vida y haber generado, de la nada, una vida acorde a mí.

Las preguntas que has de formularte son:

¿Dónde amas estar?

¿Cómo amas verte?

¿En qué trabajas?

¿Dónde vives?

¿Qué aficiones practicas?

¿Quién está a tu lado?

Filma tu película e incluye todos los detalles que necesites para hacerla lo más real posible.

¿Qué crees o sientes que te impide alcanzar tu visión?

¿Cuáles son esos miedos?

¿Haces algo para alejarlos o alimentarlos?

¿Qué obstáculos ves?

¿Qué haces para apartarlos?

Y… ¿Qué ocurriría si lo intentarás y no funcionara?

¿Qué supondría?

Valora lo que supone aferrarte a tu zona de confort o salir de ella y experimentar qué pasa.

Hazlo real.

Al inicio, recomiendan marcar objetivos pequeños y pocos, pero que sean sucesivos y que te conduzcan a tu visión.

Pon fecha a cada uno de ellos, crea la ruta y ponte a ello.

Ahora es el momento.

Que sepamos, aquí, solo se vive una vez y, sí, hay que disfrutar cada segundo, solo por este motivo, hoy es el día.

Si nunca te has tomado la libertad de decidir qué hacer con el resto de tu tiempo, estás de enhorabuena, porque ya hay hilo para tejer.

La alianza de decidir tu horario y lugar de trabajo es un bien común que no solo te beneficiará a ti.

Y no, no es un sueño imposible e inalcanzable. Se trata de que dictamines qué hacer para cambiar todo eso que no convence y vivir crónicamente en paz y feliz.

Tómate tu tiempo y sé honesto.

DESENFUNDA TUS HABILIDADES

¿Cuál es tu habilidad o destreza?

Todos, TODOS, todos, desarrollamos, de un modo innato, una habilidad o destreza que nos caracteriza.

Puede ser algo que te guste muchísimo, como un hobby, o conocimientos que has adquirido a lo largo de tu vida, formaciones a las que hayas asistido e incluso información de un tema que te apasione.

Todo lo que aporte valor y sume, funciona.

No te infravalores, mejor sorpréndete de lo divertido y emocionante que es descubrir que, si lo deseas, está en tu mano vivir de ello.

Piensa, ¿cuál es la tuya?

¿De qué modo te vas a ayudar?

Y ¿cómo ayudarás a otros?

Si el cuerpo responde al entorno en el que vives, observa qué necesidades existen en él que tú sepas armonizar.

Utilizar tu poder para ayudar a otras personas conlleva un beneficio mutuo de gratitud y compasión.

Recuerda que la base de un negocio de éxito y la mentalidad de un emprendedor-culo inquieto es: conocer el problema o limitación y encontrar el modo de resolverlo.

Por ejemplo:

Mi capacidad para empatizar me permitió, durante años, conectar con los alumnos y adaptar las clases a sus necesidades.

Era profesora de Yoga y Pilates.

Ahora, empatizo conmigo misma y libero la carga de la endometriosis y de años de dolor crónico escribiendo y pintando mandalas, entre otras cosas.

Y siento que, también, de un modo indirecto, mejoro instantes de vidas de otros humanos. Eso me hace muy feliz.

Haz una lluvia de ideas sobre cómo te apetece ayudar(te). Hay infinitas posibilidades, así que, experimenta y exprésate.

Sé una esponja de absorción y activa tus cinco sentidos, pero sobre todo y por encima de todo, conecta con tu corazón.

Tu mundo interior es rico, pero está creado para proteger. Es por lo que saltan las alarmas del pánico cuando sales de la zona de confort y el motivo por el que, a veces, te quedas a medio gas.

Las creencias limitantes ¿recuerdas? Esas que se anclan al subconsciente como clavos ardiendo y, más que proteger, restan.

La eterna pregunta de:

¿Quién soy yo?

Y, ¿quién pienso que soy yo?

La primera la responde el corazón y la segunda se responde en base al entorno, pero tú no eres tu entorno o ¿sí?

LA VIDA DE, PERO…

¿Cómo ser un experto?

¿Quieres ser un experto?

Dicen que, si no eres experto en algo no
hay triunfo, pero

¿qué es ser un experto?

Alguien con mucha experiencia, alguien
que se ha especializado o alguien que ha
vivido muchas experiencias.

*"No es más rico quien más tiene sino quién menos
necesita"* No queda claro quién lo dijo.

Cuando conectes con tu habilidad, habrá
que concretar.

Ser general no diferencia del resto, pero si afinas un poco y prestas atenciones a un determinado grupo de personas, afines a ti, ya estarás encaminado a especializarte en ese ámbito.

Globalizar y generalizar, no ayuda, mejor, sobre todo al principio, abarca poco y desprende mucho.

O eso dicen los que saben, pero luego cada cual que lo amolde a su antojo.

Pregúntate:

¿Qué te hace feliz y, además, también hace feliz a otros?

¿Cuál de tus destrezas va a ayudar a una, dos o cien mil personas?

¿Calidad o cantidad?

¿Deseas ser rico?

Ya lo eres, pero, otra opción es, crear un negocio y vender productos a millones de personas, o vender un producto que cueste millones a unas pocas personas.

Ja.

Tan simple como eso.

¿Cómo te quedas?

Yo siempre he sido muy perfeccionista, hasta el punto de abandonar creaciones, porque no estuviesen impecables, pero el cuento cambió cuando tomé consciencia de que no existe nada perfecto o imperfecto.

Todo es tal y como es y así está bien.

Produce, céntrate en crear y olvídate de los "peros".

No existe error en el universo, solo amor y aprendizajes.

No hay malas o buenas decisiones. No eres mejor ni peor que nadie.

Eres un ser único, rico y abundante.

Alcanzar la libertad, como cada cual la entienda, es un compromiso individual.

Mi mayor preocupación, de estos últimos años, era hacer feliz a otros ocultando mi debilidad-enfermedad apartándome de la sociedad.

Hoy la libertad, para mí, es sinónimo de salud.

Libertad es no vivir enchufada a una manta eléctrica, es no llevar una mochila, por bolso, repleta de medicinas poco o nada naturales. Es volver a practicar deporte, hacer el amor con mi pareja, ir al baño sin miedo.

Libertad es que no se me duerman las piernas y no visitar más al fisio, por mucho aprecio que le tenga.

De todas las habilidades o destrezas que he desarrollado, hasta la fecha, las que más libre me hacen sentir, incluso enferma, son escribir y pintar, pero para vivir indefinidamente de ello he de solventar dos recursos.

Tiempo y dinero.

Tiempo para que personas afines a mí, decidan dedicarme tiempo, como tú, GRACIAS; y dinero para que, hasta que sane, pueda pagar médicos, medicinas y otras variables.

De ahí mi ímpetu por generar ingresos desde cualquier lugar del mundo sin importar dónde esté, cómo esté o qué me pase.

VIVO SANO, VIVE SANO, CONECTA CON EL CORAZÓN

Aventurarse a lo desconocido o ser convencional.

Dejar que te sigan parcheando o dejar que te extraigan el núcleo de creación universal, llamado útero y lanzarte al vacío para volver a renacer sin epicentro.

¿Extremo?

Dicen que en el término medio está la virtud. Mi virtud es que, pase lo que pase, conecté con el corazón y hoy la paz me acompaña, en medio del caos.

Ganar dinero de forma online es el término medio para ambos extremos.

Deseo crear la libertad de generar ingresos, desde cualquier lugar, para alargar el viaje de la vida sin depender del estado de salud.

El mejor modo de aprender es enseñar lo que se aprende, así que, coge papel y lápiz si tú también deseas transformar la aventura de vivir.

El *Knowmada* vende sus conocimientos en la nube permitiéndose experimentar una vida cotidiana más libre.

Conviértete en un *knowmada*.

¿Cómo?

1. Haz una lista de conocimientos.

Escribe con una sola palabra qué temas sabes, todos, sin excepción, ya habrá tiempo de descartes. Uñas, maquillaje, literatura, bicis, montaña, peces, matemáticas, mar…

2. Haz otra lista de cómo expresar y expandir ese conocimiento.

Libros, audios, vídeos, cursos presenciales, formaciones online...

3. Compara una lista y otra y decide tema y modo de empaque. Pregúntate cómo estás tú más cómodo o con qué estás más familiarizado.

Tómate tu tiempo.

No elijas por lo que vaya a generar más beneficios, o por lo que digan los gurús, elige con el corazón lo que más vibre contigo ahora.

Una vez esté claro.

4. Empaqueta por capas, es decir, toca desarmar todo lo que sabes para ofrecerlo de un modo sano y nutritivo. Si hay algo muy

voluminoso, haz subcategorías. Haz que sea fácil de digerir.

Las digestiones pesadas no gustan.

5. Si hay más de un tema o modo de expresión que desees compartir, crea primero el más ligero, el que menos trastorno suponga.

Quizás te sea fácil hablar a un micro y el podcast es lo tuyo, eso mismo también funciona como libro, pero lleva más tiempo escribir que hablar… ya sabes, tú eres siempre quien decide.

6. Haz lo que sepas con lo que hay, no hay por qué invertir para dar el primer paso, pero si has de hacerlo, hazlo

con cabeza. Investiga e invierte en lo que tú consideres más apropiado.

7. Tu súper poder es conectar con el corazón, no cargarte de presiones y excesos.

Si decides transformar tu viaje, es para liberar y expandir, no para acumular más peso.

Invierte tu energía en lo que sientas que realmente va a ayudarte a conseguir los objetivos.

ACCIONA EL POWER

Prepara motores y crea el hábito que te haga despegar.

Durante cinco días guarda 15 minutos para ti, para el emprendimiento, para el negocio que está despegando.

Toma aire conscientemente.

Tres respiraciones profundas prestando atención a cómo entra y sale el aire de tu cuerpo y escribe, lo más rápido que puedas, todo lo que pase por tu cabeza, sin corregir y sin parar.

Libera y vacía la mente.

Cuenta y apunta todas las palabras que has escrito.

Repite este ejercicio durante cinco días y comprueba el avance.

Extrapola las palabras a una hora.

Y haz que suceda la magia.

Fija la fecha límite para que tu creación no se quede en el tintero y firma el compromiso que te ligue a tu proyecto.

Difunde el objetivo con tu círculo más cercano (familia, amigos, colegas de trabajo, etc.) y en tus redes sociales si así lo deseas.

No es imprescindible, pero hay a quien le ayuda a motivarse y comprometerse.

Es un modo de tomar conciencia real de cuánto de comprometido estás contigo mismo y ayuda a la hora de organizar tiempo y lugar.

Define los minutos al día que vas a dedicar al proyecto.

Fija el horario, intenta que siempre sea el mismo. Esto ayuda a enraizar el hábito.

Decide el lugar donde te sientas cómodo y libre para crear y, también, acude siempre que sea posible a él. A tu espacio divino de creación donde la energía fluye y los bloqueos desaparecen.

Evita las distracciones: móvil, internet, televisor, etc.

Ten claro el contenido y el medio de divulgación.

Haz el mapa visual con la estructura general de tu propuesta.

Fija fechas límite para cada categoría y ten presente, siempre, la fecha límite, pero sin obsesiones.

Busca motivadores: personas que suman, aportan valor y empujan a llegar a la cima. Ellos son apoyos y aliados para cumplir plazos.

Si sientes que a tu alrededor no entienden lo que estás haciendo, acude a San Internet. Grupos de Facebook, foros, blogs, redes sociales específicas de tu conocimiento. No estás solo. Hay más humanos caminando a tu lado.

Auténticos Motivadores que transmiten tan bien su amor, que consiguen que salgan arcoíris del corazón.

DESPEGANDO

Lista por orden de importancia los tres primeros objetivos del negocio.

En mi caso son: hacer lo que amo, vivir crónicamente en paz y libertad financiera.

¿Cómo medir el éxito (o fracaso/aprendizaje) de cada uno de estos objetivos?

Pagar facturas escribiendo y pintando. Vivir sana y disponer de tiempo.

¿De qué va el negocio?

Explica (consultoría/asesoría, marca personal, tecnología médica, salud para mascotas, etc…)

Yo escribo e ilustro cuentos poéticos para colorear, jugar y leer. Además de, crear páginas nicho con venta de productos de afiliados, reseñar libros, pintar mandalas y expresar lo que implica, a día de hoy, vivir con un dolor crónico.

Describe al público ideal de tu negocio. Piensa en el sector y lista sexo, edad, nivel socio-económico, ubicación, trabajo, aficiones, etc. Cuantos más detalles obtengas sobre el perfil objetivo, mejor.

Yo en este punto, me disperso, lo reconozco. Siento que lo que hago no es para todos los públicos, pero tampoco pongo etiquetas a quién sí interesa. Más bien, creo y dejo que quién lo desee se aproxime a la creación.

¿Qué problema(s) deseas resolver con el negocio para ese lector ideal?

En mi caso, sanar y armonizar. No hay más.

¿Qué acciones te gustaría que tomase una visita en tu negocio?

Ejemplo: apuntarse a tu curso, comprar el libro, suscribirse en el podcast, darse de alta en la newsletter, llamar para una consulta, etc.

¿Cómo incentivas al usuario para que realice esta acción?

Conectando con las emociones.

¿Qué vas a hacer para que las personas conozcan lo que haces?

Ejemplo: con posicionamiento SEO, foros, desde la web, tarjeta de visita, boca a boca, redes sociales, seminarios offline/eventos, email marketing, etc.

Contactos, boca a boca, compartir es vivir. Esa es mi filosofía.

¿Conoces los tres negocios/personas más importantes en tu sector?

Búscalos en Internet.

Ten referentes que te ayuden de inspiración y lista un máximo de 10 características que ellos hacen y que, también, vibran contigo.

E impleméntalo en tu creación. No es copiar, es adaptar y dar forma a lo que funciona a tu nueva situación.

Analizar a los que ya viven como tú deseas es sano y muy productivo.

¿Qué harías para generar otra visión de lo que ellos ya hacen?

Escribir y pintar desde el corazón.

¿Qué tipo de contenidos vas a crear?

Tutoriales, entrevistas, casos de estudio, miscelánea…

Lo que nazca a cada instante/día.

¿Qué periodicidad de creación vas a desarrollar?

Yo me rijo por la luna y por los dolores, pero cada cual que se adapte a sus circunstancias. Antes era nocturna, ahora ni lo sé, ni le doy importancia extrema. Acepto el flujo creativo natural y no me machaco. Esto es lo más importante (en mi caso).

TOMANDO ALTURA

Haz una lista con las tres fuentes de inspiración que vas a usar para conseguir ideas para el negocio.

Ejemplos: escribir a revistas o blogs relacionados con tu sector, buscar lugares para exponer, ir a eventos para conocer otras perspectivas, tirar de la lista de contactos…

¿Qué títulos van a llevar tus creaciones? ¿Vas a ser tu propia imagen o vas a usar un pseudónimo? Enumera cinco posibles nombres que vibren contigo.

¿Cuántos productos o servicios vas a generar antes del lanzamiento de tu emprendimiento? Uno, dos, cinco…

¿Qué plataformas vas a usar para darte a conocer?

¿Vas a invertir en un alojamiento propio o vas a usar servicios gratuitos?

Si vas a invertir, ¿quién instalará y personalizará la plataforma? ¿quién editará o maquetará tus creaciones?

Sé que son muchas preguntas que aturullan la mente cuando el dolor aprieta, pero es necesario tenerlo muy claro para avanzar, sin prisa, pero sin pausa, en este nuevo viaje.

Dominios, hosting, diseño web, plantillas, todo suena a chino cuando desconoces este universo, pero con paciencia y aplicándote es posible.

Yo misma era la primera negada con las tecnologías y, ahora, aquí me ves, construyendo mi propio imperio de la nada. Te aseguro, que si yo estoy logrando amar estas herramientas tú también lo harás.

Ten presente cuánto deseas invertir al inicio, y no me refiero solo a dinero, que también, pero has de dedicar horas de sueño o salidas o cambiar siestas por teclear, leer o estudiar.

Descansar es importantísimo, obvio, pero escucha al cuerpo, siempre se logra un poquito más si se le tienta y si, por causas lógicas, es inviable, pues se descansa y se retoma cuando recargues la pila.

Pero sí te recomiendo que, hagas otra lista más con los costes anuales por cada tipo de servicio para cerciorarte de cuánto vas a invertir.

¿Cuánto tiempo piensas dedicarte a la semana?

¿De dónde vas a sacar ese tiempo?

¿Integrarás las nuevas tareas en tu calendario laboral semanal?

¿Reaparece alguna preocupación/limitación?

¿Te sientes capaz para gestionar las nuevas actividades?

Identifica qué villanos siguen ahí y escríbelos o píntalos. Ponles nombre si te apetece y, amablemente, échales de tu nueva realidad.

Ahora ya eres imparable, porque ya sabes que eres capaz de afrontar cualquier adversidad con energía y habilidad.

Y si lo deseas, vas a externalizar y pedir ayuda para las tareas que menos sepas manejar.

¿Has creado ya la estrategia? ¿Hiciste un mapa visual de tu meta? ¿Cómo vas a regar y a generar tráfico hacia tu objetivo para que crezca? Porque, plantaste bien la semilla, ¿no?

¿Has decidido ya cuánto tiempo dedicarás a cada tarea?

Busca y apunta las 10 palabras claves más relevantes para tu empresa.

Estas palabras han de definir la temática principal de tu proyecto. Las categorías, etiquetas, etc.

¿Harás una promoción específica para el lanzamiento de tu aportación? Si la respuesta es sí, detalla qué, cómo, dónde y cuándo lo harás.

Como ya he repetido en otros capítulos, cuanto más concretes todo, más fácil resultará, porque se siente más ligero. Son mini pasos que acercan al gran salto casi sin darte cuenta.

Y, oye, da igual el tiempo que te demores en crear tu vida ideal, aquí lo bonito es el proceso que te mantiene contento y motivado por la valentía de decidir ser feliz cada día. Incluso acompañado por malos tragos, esta decisión te pone alegre.

CON BUEN PIE

A todos nos gusta empezar con buen pie,
el día, las vacaciones, la rutina, los
resultados de unas pruebas, la vuelta al
trabajo.

Todos deseamos que siempre, todo, salga
bien.

Y para ello, hay que ser honesto. Hay que
mirarse a los ojos y saber con una súper
conciencia qué es empezar con buen pie.

Saber, hoy, lo que amas, es empezar con
buen pie.

Conocer para qué y por qué empezar,
también lo es.

Marcar objetivos y focalizarse en ellos,
ídem.

Tus características son las mismas que las de tu proyecto y de ello dependerá que consigas lo que te propongas.

Construye los cimientos sólidos que definan quién eres. Esos pilares que dan forma y vida a tu existencia.

Esos que no son el entorno, mejor, los que nacen del corazón, del tuyo propio y te impulsan a navegar entre infinitas posibilidades.

La temática eres tú, un ser de luz que expresa y comparte con un público afín. Te diriges a ti, a ellos y a tu otro yo y aportas, en exclusiva, todo tu resplandor, todo es de valor si se hace desde el corazón y contribuyes a seguir creando un mundo mágico, maravilloso y mejor.

Valida la idea, con otros, si así lo sientes, pero ten presente que tu proyecto es viable si tú lo crees y actúas porque así sea.

Todo está creado, con lo que, siempre hay villanos, pero cada persona es un mundo, aunque todos vivamos en el mismo.

Haz tu hueco, el espacio personal por el que compartir toda esa luz que está dentro de ti. No pienses en los otros y céntrate en tu persona.

Siempre hay interesados en múltiples temáticas, curiosos, estudiosos, aprendices y maestros.

Todos generan ese vínculo de unión que, al final, se convierte en una comunidad de amables corazones que comparten desde el amor.

Y esa unión, hace crecer más ideas, más ilusiones, más sueños, más motivaciones y caminos por alcanzar, descubrir y explorar, para luego, volver a crear, compartir y experimentar en comunión con uno y con el todo.

Y si en algún momento te sientes como un estafador o un extraño que no está convencido con su labor, sé consciente de esos pensamientos y ponles solución.

Cuando yo dejé de dar clases me encontraba en ese punto y me preguntaba, constantemente, cómo era capaz de "sanar" a otros si no conseguía sanarme a mí misma. Sentía que les estaba engañando, fallando y que era miserable.

No me aceptaba, no quería ver la nueva realidad, sufría y me maldecía por mi falta de profesionalidad.

Trabajé hasta el día que decidí dejar de mentir. Hasta el instante en el que tomé conciencia de que estaba agotada de responder: estoy bien, cuando en realidad deseaba llorar, salir corriendo y meterme en la cama.

Recuerdo ese día como liberador y temeroso.

Me propuse actuar, en paz, con la nueva realidad y acepté que dar seis horas diarias de clases no me beneficiaba en absoluto.

Ahora la salud, mi salud, es primordial y solo actúo a favor de ella.

Desconozco si mi idea conlleva suficiente potencial para cubrir la economía, aun así, lo intento. Qué locura, ¿no? Pero sí sé que, vivir con dolor crónico no es vivir y ya me cansé de sobrevivir.

Tampoco pretendo transmitir una imagen de *víctima,* lo que procuro es enterrar el hacha de guerra, ordenar ideas y empezar con buen pie…

LA HUELLA

Mi marca personal, ahora, soy yo, aunque use un pseudónimo. Lo que transmito es un volcán de emociones que, poco a poco, van asentándose en el amor.

Mi lema: vivir crónicamente en paz; mi mantra: dame fuerzas y habilidades para afrontar las adversidades.

Son lo que soy y es la huella que deseo aportar.

El tono es el de una joven sin expectativas, pero con aspiraciones a una vida rica y libre.

Es una elección consciente y deliberada la que me lleva a ofrecer lo que soy a todo el que desee prestar atención.

Es el lanzamiento de mi actual ser quien brinda, desde otra perspectiva, herramientas para favorecer y armonizar el viaje de la vida.

Yo he necesitado tres años para aprovechar el conocimiento que me ha otorgado este aprendizaje, ahora, es tu turno.

Es el momento clave para prepararte a consciencia y dar a conocer tu visión.

Céntrate en lo importante, o sea, tú.

80/20

El 20% de los esfuerzos generan el 80% de los resultados.

Es fácil despilfarrar el tiempo en detalles irrelevantes. Yo aún no estoy sana, pero sí estoy preparada.

Céntrate únicamente en: amar tu idea, recopilar contactos y da el primer paso.

AUTORA

Olena Beckett es un pseudónimo, un personaje ficticio, un dragón. Más concretamente, es mi animal de poder o animal tótem. Los dragones son portadores de buenos augurios, suerte, prosperidad y salud, también, son símbolo de fortaleza, respeto y poder.

Olena Beckett Fújur, su nombre completo, significa: luz brillante como el sol, marcada por la luna, en constante movimiento y de personalidad magnética.

La autora de carne y hueso es menos brillante, pero igual de Mística que el personaje de Marvel y su propio alter ego.

Más trabajos de Olena Beckett:

http://www.olenabeckett.com/

https://www.latostadora.com/olenabeckett

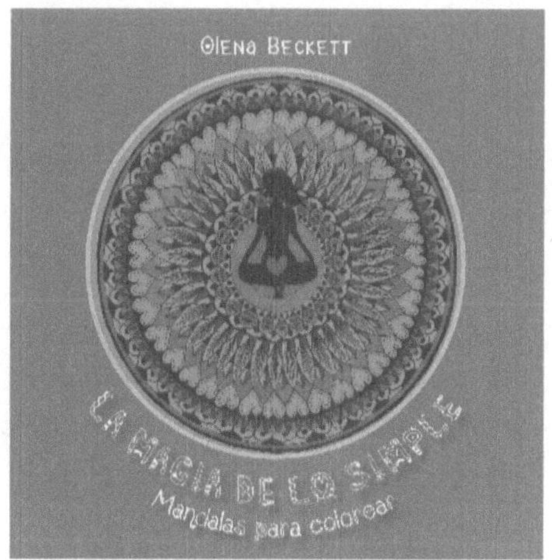

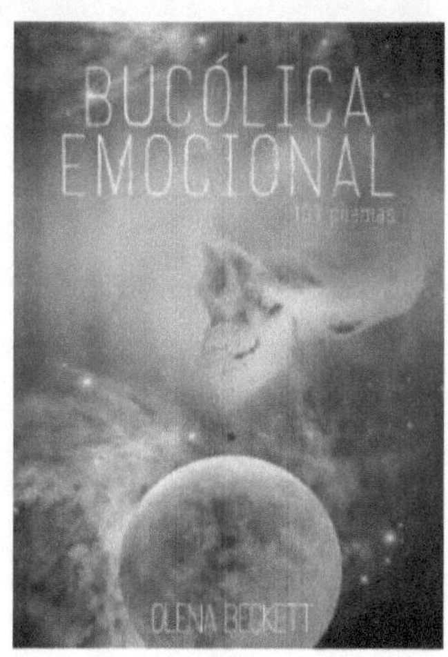